© 2020 Adriano Volky

ISBN 9786500099720

A ARTE DE REPROGRAMAR O CORPO ATRAVÉS DA MENTE E ALIMENTAR A MENTE ATRAVÉS DA ALMA.

PREFÁCIO

A minha guerra pessoal começou antes mesmo do nascimento. Isso mesmo! Ainda no ventre travei uma batalha em busca da vida.

Um menino que não era para ter nascido, que lutou durante quarenta e dois anos tentando vencer a vida no braço e descobriu que o verdadeiro significado dela está muito além do que o corpo pode experimentar.

Durante um processo de transformação mental que durou dois anos, encontrei o meu verdadeiro propósito de vida e este livro relata a primeira batalha desta guerra travada comigo mesmo. Afinal, se o nosso corpo é o veículo que transporta a nossa alma, dominá-lo e mostrar definitivamente quem manda é o primeiro passo para a transformação.

Você vai descobrir, durante a leitura, que para vencer essa batalha fisicamente, terá que travá-la no seu imaginário e vencê-la almaticamente primeiro para depois materializar essa conquista de fato.

DEDICATÓRIA

Dedico este livro aos meus filhos, à minha neta e às futuras gerações, pois, se eu pudesse voltar no tempo e recomeçar aos vinte anos com o conhecimento e maturidade que tenho hoje aos quarenta e quatro, faria "quase tudo" diferente, mas não abriria mão da minha essência:

Deus, princípios, valores e família.

SUMÁRIO

AGRADECIMENTOS

Sem ele nada disso seria possível! Sou grato pelos ensinamentos, pelo aprendizado, pelo acesso à sua sabedoria, pelo discernimento em usá-la, pela clarificação da minha crença, pela descoberta do meu propósito e pela honra de poder dar a minha humilde contribuição para ajudar na construção do seu legado. Levou um pouco mais de quarenta anos, mas parece que foi ontem, pois hoje tenho plena consciência de que, em cada fração de segundo da minha vida, **"Deus sempre esteve lá"**.

Durante a minha busca por conteúdos que pudessem me ajudar na minha jornada de transformação, alguns nomes contribuíram com seu conhecimento para que a minha jornada fosse realmente transformadora e não virasse mais uma derrota pessoal que colocamos na conta da vida para tentar aliviar o impacto negativo que isso gera. São eles: Dr. David Perlmutter, Dr. Barakat, Paulo Vieira, Simon Sinek e Hal Elrod.

Destaco ainda, como agradecimento especial, dois nomes que foram divisores de água neste processo, pois estimularam, através de suas opiniões, o desejo de transformação na minha vida. São eles: Dr. Lair Ribeiro e Pablo Marçal.

INTRODUÇÃO

Costumo dizer que a "internet" foi uma das minhas melhores descobertas, embora tenha desprezado o potencial dessa ferramenta durante anos.

Meu primeiro contato com a *World Wide Web* ocorreu em meados de 1997 através de um aplicativo chamado Eldora, uma espécie de correio eletrônico que prometia entregar mensagens em tempo real, numa época em que a tecnologia de ponta para entrega de mensagens escritas mais rápida que os correios era o extinto aparelho de "fax".

Quando falo que desprezei o potencial da "internet", faço uma reflexão no sentido de que sempre busquei conhecimento através dela, mas nunca a usei para compartilhar o meu conhecimento, porque estava muito ocupado sendo escravo da minha própria rotina e deixando a vida me levar.

O que importa é que nunca é tarde para começar e que através da "internet" encontrei o conhecimento necessário para me ajudar no processo de transformação. Através dela, também, irei compartilhar este aprendizado e ajudar outras pessoas através das minhas experiências.

SOBRE O CONTEÚDO

Se você está buscando alguma dieta milagrosa que te traga resultados rápidos e duradouros, alguma droga de última geração que te faça perder peso sentado no sofá ou está pensando seriamente em fazer uma cirurgia bariátrica, julgando que, mesmo sem necessidade de chegar a este ponto, pode ser a solução para o seu conflito com a balança, você está no lugar errado.

Sinto muito, mas esse livro não é para os fracos!

Creio que se você chegou até aqui é porque, mesmo que não acredite, tem uma força dentro de você que te mantém inconformado e te faz acreditar que é possível.

A boa notícia é que essa força realmente existe, o único problema é que você atrapalha!

Este livro não promete milagres, mas promete transformação. Não seria a transformação um milagre?

Está confuso? Relaxa! É muito mais simples do que imagina, porque a resposta sempre esteve dentro de você e ainda depende somente de você para mudar a sua própria realidade.

Conto neste livro como desenvolvi este aprendizado, testando tudo o que você vai ler, no meu próprio corpo.

Os resultados que alcancei no final da minha jornada você vai conhecer a partir de agora.

DESCRENÇAS

A ntes de iniciar a minha jornada de transformação, precisei refletir sobre tudo o que eu já havia testado durante a minha trajetória frustrada em busca do peso ideal, para ter certeza de que não seria mais uma tentativa em vão.

Durante esta reflexão, cheguei à conclusão de que as próprias experiências que eu havia vivenciado ou experiências de pessoas próximas até promoveram resultados, porém esses resultados ora eram perdidos na mesma velocidade que conquistados, outrora causavam dependência ou efeitos colaterais indesejados e, por fim, chegavam ao extremo de mutilar partes do corpo em busca do tão sonhado peso ideal.

Dietas Restritivas

Dieta do sol, dieta da lua, dieta da sopa e dieta da cebola. Eu poderia transformar este livro no "Guia das mil e uma dietas para emagrecer que dão resultados" só que não. Digo isso de forma irônica, porque durante mais de vinte anos da minha vida testei muitas dessas promessas imediatas e digo, com conhecimento de causa, que até entregam resultados, como tudo aquilo que você se propõe a fazer com comprometimento e foco. O que não vale a pena é o preço que se paga e a frustração quando você tem que voltar à realidade. Essas dietas transformam bruscamente a rotina de qualquer ser humano e, como na esmagadora maioria das vezes, o cotidiano da pessoa é incompatível com a prática proposta. Mesmo obtendo resultados, dificilmente o indivíduo consegue mantê-los por muito tempo.

Drogas Para Emagrecimento

Segundo estudos publicados, os brasileiros lideram o consumo de medicamentos para emagrecimento na América Latina, tanto em medicamentos vendidos em farmácias, quanto em medicamentos manipulados. Quase 90% do volume total comercializado no país corresponde ao consumo demandado pelo público feminino. Inibidores de apetite, inibidores dos efeitos colaterais dos inibidores de apetite, inibidores dos inibidores... e por aí vai.

Trocando em miúdos, as drogas obrigam o organismo a fazer aquilo que o seu cérebro preguiçoso não dá conta de fazer sozinho e, além de causarem dependência, provocam vários efeitos colaterais, dentre os quais as alterações de humor são as mais comuns.

Até que as minhas eu consegui controlar bem, não cheguei a agredir ninguém de fato. Já a minha esposa parecia estar possuída por algo que eu não consigo explicar bem, porque sempre achava melhor preservar a minha integridade física, me ausentando da presença dela, durante os períodos de ingestão dos tais milagres do emagrecimento em forma de pílulas ou cápsulas. Ainda tento recuperar as noites sem dormir com medo de ser atacado de forma desprevenida.

Ah! Já ia me esquecendo daquela droga que não tem esse tipo de efeito colateral, que você pode tomar sem medo, que te deixa calmo como um monge meditando, mas que gera pequenos constrangimentos quando você abaixa as calças, percebe aquela mancha oleosa e pensa "Ué? Nem senti!". Sei, é nojento, mas não encontrei outra forma de ilustrar a cena e te fazer imaginar o nível de constrangimento que isso pode causar.

Até agora, as experiências relatadas estavam navegando por "águas tranquilas" perto do que vem a seguir. Vamos ao nível "hard" das experiências para eliminação de peso.

Balão Intragástrico

É um balão feito de silicone, em formato de bola, colocado no estômago por endoscopia. É utilizado para o tratamento da obesidade. Entre o tratamento clínico (dieta e medicamentos) e cirúrgico, atua no aumento da saciedade, ocupando espaço dentro do estômago e levando à perda de peso.

A primeira consulta da minha esposa foi com um renomado especialista no assunto, a julgar pelo ar de superioridade do médido e pelo preço cobrado. O valor do procedimento na época se comparava ao valor da compra de um carro popular. Ele parecia realmente conhecer o assunto. Confesso que não estava ao meu alcance e que somente o valor da consulta quase custou o meu rim, mas de fato o que ouvi naquela consulta me chama atenção até hoje:

– A senhora tem um estilo de vida saudável? Realiza a prática de atividades físicas regularmente? Tem uma alimentação equilibrada?

Como a resposta foi não para todas as perguntas, a minha esposa foi obrigada a ouvir uma frase que nem imaginava na ocasião e que teria que entender muitos anos e procedimentos cirúrgicos depois:

– Então não adianta colocar o balão! Seu estilo de vida não permite. Quando tirar vai ganhar peso novamente e acabar jogando dinheiro fora, no seu lugar, faria "bypass" de uma vez.

Obviamente a decisão foi pelo balão intragástrico. A decisão foi tomada com base em duas variantes: a primeira foi a esperança de que o renomado e "não muito simpático" médico especialista estivesse equivocado pelo menos desta vez. A segunda foi imaginar vender, além do rim, o único carro que eu tinha para trabalhar na época com o intuito de cobrir as despesas do médico que ficariam fora da cobertura do convênio.

Para encurtar esta história, conseguimos uma alternativa com custo mais viável em outra clínica que também fora recomendada e o tal procedimento intragástrico foi realizado com sucesso. Após trinta dias de cama para se adaptar e uns sessenta dias parando o carro no acostamento de praticamente todas as ruas em que passávamos no trajeto entre nossa casa e o escritório, o tão sonhado resultado foi conquistado. Uma perda de quase doze quilos! O problema é que depois da retirada do balão a profecia daquele especialista nada simpático começava a se concretizar. Além de encontrar os doze quilos novamente, minha esposa acabou percebendo que eles vieram acompanhados de mais uns três pelo menos.

Banda (Cinta) Gástrica

Uma banda gástrica ajustável é um dispositivo insuflável de silicone em forma de anel que é implantado em torno da parte superior do estômago. O dispositivo divide o estômago em duas câmaras e reduz a quantidade de alimentos ingeridos através da obstrução direta à ingestão de sólidos e à indução de uma digestão lenta, o que permite que a sensação de saciedade seja atingida quando a quantidade de alimentos ingerida ainda é pequena. Sob a pele é colocado um dispositivo de ajustamento, facilmente acessível em consultas de ambulatório.

Ainda me recordo com detalhes das noites de sono perdidas com a minha esposa agonizando por um gole de água e eu desesperadamente tentando encontrar o médico, na esperança de que ele atendesse o celular durante um feriado prolongado ou durante o final de semana, com o objetivo de encontrá-lo a qualquer custo ou distância, no intuito de acabar com o sofrimento dela. O pior é que, desta vez, fui eu quem ajudou ela tomar a decisão de instalar tal dispositivo gástrico ajustável. Nem vale a pena detalhar a bizarrice do dispositivo de ajustamento sob a pele, que vivia com hematomas por causa das idas e vindas ao consultório médico durante mais dois anos, na história da saga em busca da eliminação de peso vivida pela minha esposa.

Para ser sincero, esse período foi tão traumático e me senti tão culpado em ter ajudado na decisão que nem me lembro qual foi o resultado que de fato minha esposa conseguiu com este procedimento. Lembro-me apenas do seu alívio quando decidiu remover o tal dispositivo durante o próximo procedimento que viria em breve para consagrar a profecia do renomado especialista.

Cirurgia Bariátrica

Gastroplastia, também chamada de cirurgia bariátrica, cirurgia da obesidade ou ainda de cirurgia de redução do estômago, é, literalmente, a plástica do estômago (*gastro* = estômago, *plastia* = plástica), que tem como o objetivo reduzir o peso de pessoas com o IMC muito elevado. Mas todos sabemos que nem sempre essa é a única verdade, pois muitos pacientes apelam para esta cirurgia por questões estéticas e se submetem até a ganho de peso para atingir o IMC mínimo e conseguir a habilitação técnica para realizar o procedimento. A título de informação, o Brasil é o segundo país no mundo nos índices de realização deste procedimento cirúrgico, ficando atrás apenas dos EUA.

Sim, querido leitor! Ela fez a cirurgia bariátrica e, segundo o médico que fez o procedimento, bem mais simpático e tão renomado quanto o outro "por sinal", minha esposa era a primeira paciente dele, dentre as mais de cinco mil que ele já havia operado, a fazer os três procedimentos. Vai gostar de anestesia assim lá longe!

Ironias à parte, este é um capítulo que merece maior atenção, pois estamos falando de um procedimento invasivo, que literalmente remove parte do corpo e, desta forma, se torna irreversível.

Conheço algumas pessoas que escolheram este caminho, mas me reservo apenas em comentar que as experiências que pude acompanhar reforçaram em mim um único sentimento: não quero isso para a minha vida!

Voltando à saga da minha esposa e ao pós-operatório da profecia que acabará de se cumprir, o sofrimento inicial já era conhecido. Afinal, estamos falando de uma veterana quando o assunto é procedimento bariátrico e possivelmente uma recordista brasileira em número de procedimentos. Mesmo assim, quero fazer um paralelo. Durante os primeiros trinta dias, minha esposa pôde ingerir apenas líquido, praticamente água se não me falha a memória, em quantidades que não hidratam nem um cacto.

Agora, imagina comigo... Se você ficasse durante trinta dias fazendo apenas isso, quantos quilos você conseguiria eliminar?

Obviamente deu resultado! Foram quase quarenta quilos e o objetivo atingido já no primeiro ano. No entanto, o que quero chamar atenção é que o preço é muito alto. Confesso que, mesmo com tudo isso, minha esposa é uma pessoa feliz, principalmente quando experimenta uma roupa e se coloca diante do espelho, mas a cirurgia desencadeou sintomas nunca experimentados antes.

Hoje, mesmo depois de alguns anos de re-adaptação ao próprio corpo, se faz necessária a reposição de vitaminas, a disposição para realizar atividades comuns nunca mais foi a mesma e algumas reações do corpo quando o sinal vermelho da ingestão de alimentos é ultrapassado são, no mínimo, desesperadoras.

O que realmente chama a minha atenção é que nenhuma das opções de eliminação de peso experimentadas anteriormente no meu corpo ou no corpo da minha esposa garantem a retenção dos resultados. Ou seja, todos os caminhos testados são de mão dupla e sempre levam a um "beco sem saída". Nesse beco há um muro e nele está escrito:

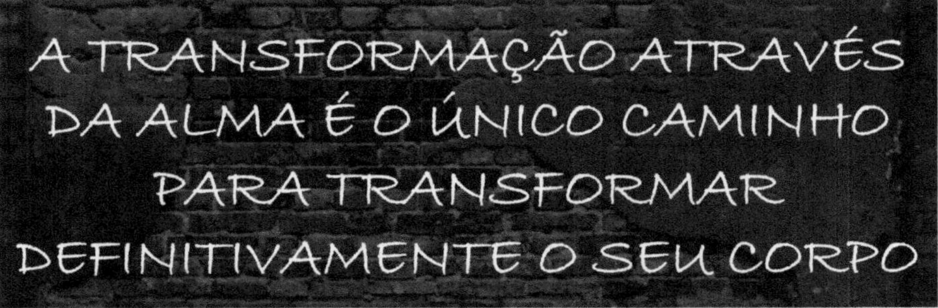

ESQUEÇA O CORPO E FOQUE NA MENTE.

ALIENAÇÃO

D iariamente somos bombardeados através dos nossos cinco sentidos básicos e, não por acaso, a maior concentração de pessoas que estão fora do peso vive nas grandes cidades.

Quero te mostrar como o ritmo frenético de vida e a alienação são grandes inimigos do nosso corpo, que agem o tempo todo, sem percebermos.

Visão

É a habilidade que nos permite ver o que ocorre em nossa volta, a janela para o mundo. A luz forma a imagem nos fotorreceptores da retina, dentro de cada olho, e a informação é levada ao cérebro pelos nervos ópticos. A visão não é um sentido por si só, mas um aglomerado de mais de um deles, pois há mais de um receptor para mais de uma informação.

Através da visão somos bombardeados por todos os lados. Assim que abrimos os olhos, pegamos o celular e já existem dezenas, talvez centenas, de notificações aguardando para serem lidas. Salvo raras exceções, na maioria das vezes são informações que não irão contribuir em nada para o nosso desenvolvimento essencial como seres humanos.

Através das "redes sociais" recebemos informações do que está acontecendo na vida dos outros. Tem gente, inclusive, que nem percebe mas acaba vivendo mais a vida dos outros do que a própria vida.

Os aplicativos de comunicação direta, como o *WhatsApp*, por exemplo, se encarregam de te mergulhar na rotina antes mesmo de você se espreguiçar, com inúmeras solicitações do trabalho ou conversas daquelas dezenas de grupos de amigos. Para alguns, acaba funcionando praticamente como uma rede social.

Você ainda nem escovou os dentes e já liga a televisão do quarto, isso se não dormiu com ela ligada sugando seu sono e saturando o seu cérebro. As notícias são tão animadoras que se você pudesse espremer a tela, derramaria lixo ou sangue nos seus pés.

Na rua você vê pessoas escravizadas pela rotina, olhando no relógio, correndo para não perder o ônibus, xingando alguém no meio do trânsito e aqueles que ainda continuam explorando seus aplicativos no celular mesmo que estejam dirigindo.

Essa alienação através da visão te leva a comer qualquer coisa que não tome muito o seu tempo e interrompa este ritmo frenético que rouba a sua vida diariamente. Não por acaso os *fastfoods* crescem exponencialmente a cada ano através das suas redes e de marcas que roubam a atenção dos seus olhos o tempo todo através de *outdoors*, *banners*, panfletos, jornais, revistas, etc. Não importa se você está olhando para o céu, chão ou parede, pelo espelho do retrovisor, no ônibus que passa, dentro do metrô ou na moto do entregador. Você é lembrado o tempo todo de quanto precisa disso na sua vida.

Audição

É a percepção do som pelo ouvido. O som é a propagação de ondas mecânicas em meios materiais, fazendo da audição a percepção da vibração. As ondas sonoras chegam até o aparelho auditivo, fazem o tímpano vibrar, fazendo, assim, com que os três ossos da orelha (martelo, bigorna e estribo) vibrem; as vibrações são passadas para a cóclea, onde viram impulsos nervosos que são transmitidos ao cérebro pelo nervo auditivo.

Quando não está acompanhando a visão, para dar mais ênfase, criando uma espécie de relação com o que você vê, também está absorvendo o ritmo frenético da sua rotina através das notícias no rádio, dos áudios no celular, das buzinas, do barulho dos carros, ou ainda, quando você resolve inteligentemente se isolar dessas interferências auditivas para ouvir sua trilha sonora favorita, que, para a maior parte das pessoas, pelo menos no Brasil, conta histórias de como a vida pode ser vivida através de bundas, traições, sofrimento e que você pode ficar tranquilo porque no final a cachaça resolve tudo, pelo menos até você acordar na ressaca...

Olfato

Constituído pelas fossas nasais e pela pirâmide nasal. Na cavidade nasal encontra-se a pituitária que possui inúmeras terminações nervosas. As substâncias, ao passarem pela mucosa, estimulam as terminações nervosas e o nervo olfativo encaminha as mensagens até o córtex cerebral.

O dispositivo sensorial humano que capta o cheiro e se faz representar pelo nosso nariz também registra informações diariamente durante nossa rotina, fazendo seu cérebro reforçar para a sua mente o estilo de vida que você leva. Poluição, esgoto, fritura, aglomeração, falta de ventilação. Socorro!

Já percebeu que quando você está respirando dentro de um parque, na praia, caminhando no final de semana por aquela cidadezinha do interior ou deitado na rede embaixo daquela árvore predileta, a vida não parece fazer mais sentido?

Por que você acha que os moradores das grandes cidades ficam desesperados pela chegada do final de semana prolongado para fazer aquela viagem que muitas vezes nem dá para curtir de verdade porque você leva junto a sua alienação e seu ritmo frenético dentro do bolso ou entre as roupas da mala? Porque, subconscientemente, sua mente e seu corpo estão desesperados, gritando por socorro de dentro de uma cela aberta, mas não conseguem passar da porta, porque o seu consciente não tem tempo de se imaginar vivendo sem o ritmo frenético da sua rotina e sem a alienação abastecida incansavelmente pela televisão e pelo celular, confortavelmente sentado no sofá ou deitado na cama, se empanturrando de *fastfood* e refrigerante.

Tato

É uma percepção resultante da ativação de receptores neuronais, geralmente na pele, incluindo os folículos de cabelo, mas também na língua, na garganta, e mucosa. Existem inúmeras terminações nervosas especializadas situadas na pele e nos tecidos internos do organismo, que estão sujeitas a estímulos do tipo: calor, frio, dor, entre outros. Tais estímulos são transformados em impulsos nervosos e enviados ao sistema nervoso central, no qual são interpretados e respondidos.

O contato com tudo com que seu corpo se relaciona pode estimular memórias positivas e negativas, muitas vezes de forma inconsciente, que irão impactar diretamente no que você decide deixar entrar pela sua boca.

Nas muitas dietas que me propus a fazer durante minha incessante luta em busca do peso ideal, notava que durante o período em que eu estava focado, seguindo rigorosamente os treinos, ingerindo suplementos religiosamente, mantinha a alimentação regrada e comprometida com o resultado que eu estava buscando. O problema era quando terminava aquele período de dedicação extrema e eu voltava para a realidade. Ao parar com o ritmo de treinos e com a suplementação, a alimentação descambava novamente e o resultado conquistado com muito sacrifício, privação e penitências "ia pro o saco", pois os estímulos que eu recebia diariamente na academia, através do contato com o próprio corpo, cessavam juntamente com os treinos.

O suor escorrendo, o corpo derretendo, a musculatura tensionando, o coração pulsando vigorosamente. A energia das pessoas que estavam ali em busca do mesmo objetivo. Compartilhar aqueles equipamentos impregnados da sudorese alheia. Hã! Que nojento isso! Fala a verdade? É nojento, mas não me fala que você acha que aquela toalhinha de rosto que mal cobre metade da sua "buzanfa" te protege do contato com o cloreto de sódio misturado com ureia liberado pelas glândulas sudoríparas do seu parceiro ou parceira de treino? Mesmo em tempos de pandemia, fica difícil imaginar a galera na academia com um colar no pescoço tendo como pingente um borrifador com álcool 70º para espirrar a cada repetição da série que está fazendo.

Bom, voltando da viagem na maionese de um dia de treino na academia do bairro, quero te dizer que talvez você nunca tenha imaginado, mas os seus sensores de contato também são responsáveis de alguma forma por aquilo que você come.

Paladar

Mesmo com os olhos vendados e o nariz tapado, somos capazes de identificar um alimento que é colocado dentro da nossa boca. Partículas se desprendem do alimento e se dissolvem na nossa boca, onde a informação é transformada para ser conduzida até o cérebro, que vai decodificá-la. Os seres humanos distinguem as sensações de doce, salgado, azedo e amargo através das papilas gustativas, situadas nas diferentes regiões da língua.

Por definição, este sentido entra em ação quando existe contato do alimento com a sua língua e, a partir das informações coletadas, o cérebro irá decifrá-lo. No entanto, ele é capaz de fazer você mover montanhas por um pedaço de torta, ficar excitado no dia da semana que a sua dieta favorita intitula de "dia do lixo", ativar sua ira quando alguém come o pedaço de "pizza" que estava educadamente esperando insistirem para você comer, te fazer suspirar depois do almoço regado a alface e um filé de frango ao chegar na mesa aquele pudim pedido pelo seu amigão do trabalho, ter praticamente um orgasmo quando morde a barra de chocolate e sorrir quando não está fazendo dieta e acha aquela lata de leite condensado no meio da noite escondida na geladeira atrás do pote de maionese.

E agora?

Qual a sua opinião?

SOMOS O QUE COMEMOS OU COMEMOS O QUE SOMOS?

BATALHA PESSOAL

Nunca sabemos o que virá, o amanhã é desconhecido e temos apenas o agora para agir e fazer a diferença. Por outro lado, ter um propósito definido e saber traçar a rota pode poupar esforços. Ah se eu tivesse essa clareza com vinte anos!

Iniciava uma carreira promissora como modelo, pelo menos assim eu pensava na plenitude da minha maturidade - e realmente eu tinha motivos para acreditar nisso, já que integrava o *staff* de uma das maiores agências de modelo do país na época. Veio a paternidade, o casamento e novas responsabilidades. Precoces ou não, prováveis nem tanto, essa é a parte que eu não mudaria. A família foi a maior conquista na minha vida e sempre darei minha vida por ela. Se eu pudesse "voltar atrás", mudaria a forma como conduzi as coisas.

Para não perder o foco no que realmente interessa no livro, um dos erros que cometi foi deixar a vida me levar e me tornar passageiro dela. Na época não eramos privilegiados com o nível de informação que temos hoje, não existia "internet" e nossos conhecimentos eram limitados ao aprendizado escolar, à educação familiar e à cultura do meio em que estávamos inseridos. Desta passagem, manteria a educação familiar, pois ela foi fundamentada por princípios e valores e serve como alicerce da minha vida até hoje.

Limitado ao conhecimento já citado anteriormente, mas inconformado com o que teoricamente estaria por vir, iniciei na mesma época minha vida como empreendedor. Foi uma atitude de pura raça e sem nenhum embasamento ou referência, não havia nenhum histórico familiar ou no círculo de amizade que encorajasse tal empreitada, apenas um espírito guerreiro, talvez aquele despertado ainda no ventre, com vontade de vencer na vida, proporcionar algo que não teve para a família que estava prestes a construir e mudar a história das próximas gerações.

O Foco Errado

Eis o primeiro divisor de águas na minha vida: remar contra a correnteza focando a margem sem entender primeiro qual é o curso do rio.

Sem um propósito definido e sem clareza na minha crença, virei um barco à deriva e quando encontrava forças para remar sempre escolhia a direção errada.

Empreender foi a melhor decisão profissional que tomei na vida, e sem esse espírito empreendedor seria inimaginável estar aqui escrevendo este livro. O erro foi decidir empreender com foco apenas no dinheiro e não na transformação que o meu empreendedorismo poderia promover no meu entorno e na vida das pessoas. Calma, o que estou te contando fará sentido quando chegar o momento de mostrar como cheguei lá e como você poderá chegar também.

O desencadear da história foi que me tornei escravo da minha rotina, passageiro da minha vida, refém do meu corpo e por falta de um propósito definido, fui me tornando um alienado, adquirindo hábitos que me sugaram durante vinte e dois anos e, por mais que lutasse com todas as forças, o tempo provou ser impossível vencer essa guerra no braço.

A alienação sucumbiu a minha mente, viciou o meu cérebro e me derrotou sem dó nem piedade, transformando o aspirante a modelo de sucesso num obeso com mais de cinquenta quilos acima do peso ideal, que fazia do trabalho incessante sua "tábua de salvação" e da latinha de cerveja sua confidente em busca de algum momento de prazer que pudesse fazer sentido em meio ao caos.

Uma Luz No Fim Do Túnel

No auge da alienação uma frase desperta pela primeira vez uma reflexão sobre a direção do barco em relação ao curso do rio:

Uma batalha espiritual jamais será vencida no braço.

Eis o segundo divisor de águas na minha vida, mas o real entendimento disso ficou claro praticamente uma década depois. Também ficou claro que, de alguma forma, isso desencadeou o início da correção de rota da minha vida e, subconscientemente, essa semente começou a germinar promovendo mudanças.

Essa percepção começou a impactar de alguma forma as minhas decisões e, com isso, gerou frutos.

A falta de compreensão sobre o que estava acontecendo era preenchida pelas realizações que começavam a se perpetuar. Aquela alienação estava diminuindo, a luz no fim do túnel ficava mais forte e a esperança de dias melhores era reforçada a cada dia.

Uma impressão nítida de que algo estava por vir...

A Transformação

Alguns conhecem como crise da meia-idade, outros como "idade do lobo" e eu como "virada de chave". Aproveitei o momento da vida em que refletimos sobre quem nos tornamos e o usei como gatilho para abandonar o que não fazia mais sentido para me tornar alguém que de fato fez a diferença de alguma forma neste mundo.

Desta vez, com a experiência adquirida ao longo da vida e com as avarias na armadura contando as histórias das batalhas travadas durante o percurso, finalmente comecei pelo começo.

Definindo o meu propósito de vida.

Eis o terceiro divisor de águas na minha vida. Como você pode imaginar, essa transformação foi muito além da eliminação de peso, mas foi a primeira batalha vencida e que me trouxe de volta ao jogo. A partir do momento em que passei a controlar o meu corpo, provei a mim mesmo que seria capaz de assumir o controle de qualquer área da minha vida.

A partir de agora, vou te mostrar qual foi a estratégia que adotei e quais foram os armamentos que usei para vencer essa batalha.

Se você também está em busca de vencer a sua própria batalha contra o excesso de peso e quer conquistar o tão sonhado controle do seu corpo de forma saudável e sem arrependimentos, acredite!

SE EU CONSEGUI, VOCÊ TAMBÉM CONSEGUE!

OS PILARES DO PROCESSO

A metodologia que desenvolvi foi baseada em pesquisas de renomados profissionais e experimentada em mim durante um processo que levou dois anos. Vale ressaltar que não estou aqui defendendo cientificamente essas práticas e que não me posiciono como especialista no assunto. Trata-se, apenas, de uma experiência de vida que promoveu uma transformação não só no meu corpo, mas principalmente na minha mente. Essa experiência foi tão positiva que acabou impactando outras áreas da minha vida e proporcionando desbloqueios emocionais que me despertaram o desejo de adotar essas práticas como "estilo de vida".

Reprogramação Mental

A habilidade da ressignificação

Esta palavra era desconhecida do meu vocabulário até o início desta experiência, mas descobri que é um termo muito usado na Programação Neurolinguística (PNL). A primeira vez que ouvi foi quando estava consumindo um conteúdo do Dr. Barakat durante pesquisas que realizava na "internet" acerca do que eu poderia fazer para alcançar meu objetivo na época.

Substituir a história, dar novo significado a uma prática ou situação já conhecida: isso fará toda a diferença neste processo, você usará este recurso permanentemente antes, durante e depois do que está prestes a experimentar.

Para facilitar o entendimento, desenhei um diagrama que exemplifica como criei na minha cabeça uma divisão para conseguir entender melhor o que acontecia a cada tomada de decisão.

Essa divisão tem como ponto de equilíbrio a mente. Acima dela temos o imensurável e abaixo dela temos o mensurável. Do lado esquerdo, o ponto A, e do lado direto, o ponto B. O ponto A representa onde você está e o ponto B representa onde você quer chegar. Essas são as coordenadas para o sucesso em qualquer coisa que você se proponha a fazer na vida e hoje tenho isso como "verdade absoluta" na minha.

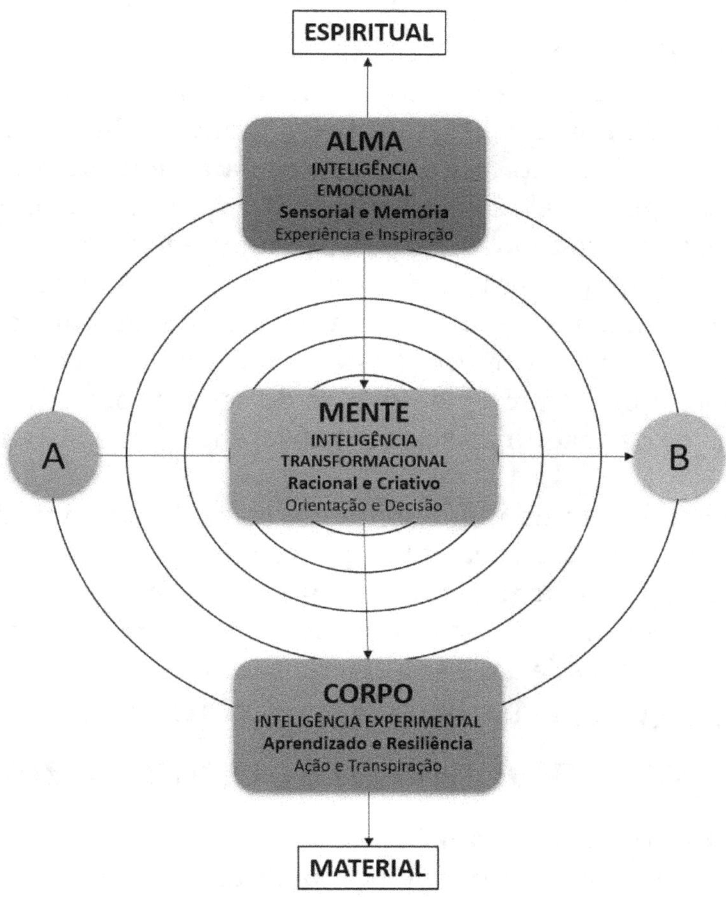

Esfera superior da mente

Seguindo a referência das coordenadas definidas anteriormente, vamos entender tudo o que acontece acima da mente.

Estamos falando da alma, que defini como uma inteligência emocional conectada com o universo espiritual, desenvolvida pelo sensorial e pelas experiências vividas, responsável pelos desbloqueios e pela inspiração.

Se você conseguir entender isso de verdade e colocar em prática na sua vida, arrisco a dizer que poderia parar a leitura por aqui mesmo, porque isso já seria o suficiente para transformar qualquer área da sua vida. Porém, como estamos falando de um aprendizado adquirido e testado durante dois anos, sugiro que continue a leitura.

Esfera da mente

Agora falamos da mente propriamente dita, mas antes de descrever o meu ponto de vista sobre a mente, vale exemplificar onde entra o cérebro neste contexto. Para facilitar o entendimento, imagine que o seu cérebro é o *hardware* e a sua mente é o *software*, assim como ocorre no seu computador. O seu cérebro é responsável por processar o que a sua mente mandar. Facilitando ainda mais, imagine a sua esfera da alma como um *hub* de aplicativos que fazem um *upgrade* constante aplicando atualizações na sua mente, que está rodando dentro do seu cérebro e irá dar comandos para a máquina. No nosso caso, a máquina faz alusão ao corpo.

Minha definição de mente é que se trata de uma inteligência imaginária, que funciona como ponte entre o "universo espiritual" e o "universo material", que conecta a alma ao corpo, teorizada pelo racional e desenvolvida pelo conhecimento, responsável pelas tomadas de decisão e orientação.

O ponto de equilíbrio para tudo aquilo que nos propomos fazer.

Esfera inferior da mente

Nossa máquina, nosso veículo, força motora que gera movimento e se concretiza através de tudo aquilo que externalizamos.

Inteligência prática, desenvolve o aprendizado através da experimentação do corpo, da consistência e da resiliência humana, responsável pelas ações e pela transpiração.

Resumindo a ópera, entendo que tudo o que está acima da mente deve se conectar com a fonte de sabedoria infinita do universo, no meu caso definida como Deus.

Tudo o que está abaixo da mente deve se materializar em ações do corpo comandadas pela canalização desta sabedoria pela mente através do cérebro.

Agora que apresentei a minha teoria sobre os tipos de inteligência e esferas do ser humano, vamos ver como funciona tudo isso, na prática.

Assuma o controle

O primeiro passo para começar a ter algum controle sobre a sua vida é deixar de ser escravo da sua rotina, ou seja, se você é engolido por ela e não tempo para você mesmo, você está alienado e vive como passageiro deixando a "vida te levar" para onde ela quiser, simplesmente se rende ao fato de que está impotente nesta situação e o melhor caminho é se conformar com isso. Certo? Nãããããoooooooo!!!!!!! Ei, acorda!!!!

Isso mesmo, acorde antes da sua rotina começar e reserve um tempo para poder se encontrar consigo mesmo.

Faz quanto tempo que você não se conecta com seu eu interior? Talvez você nem saiba o que é isso, não é mesmo?

Estar acordado antes da sua rotina te engolir e poder refletir sobre você, sobre o seu dia e sobre a sua vida antes da alienação te sequestrar fará total diferença neste processo. Pois, neste momento, você irá ativar a sua inteligência emocional para resolver questões internas que você vem embarrigando há anos.

A prática de se imaginar nas situações que te trouxeram ao seu estado atual e lidar com bloqueios que te mantém no cativeiro irá ajudar a sua mente a reeducar o seu cérebro e impedi-lo de praticar autossabotagem quando for solicitado nas mesmas situações quando elas ocorrerem no mundo real. É aqui que entra a arte da ressignificação. Não se preocupe com isso agora, porque mais a frente irei descrever passo a passo como você pode aplicar isso na sua rotina diária.

Reeducação Alimentar

Ressignificando a comida

A forma mais fácil de reeducar a minha alimentação foi ressignificando a comida.

Como assim?

Eliminei o sentimento por ela. Percebi que, no fundo, o que me remetia a memórias gastronômicas não era o prato em si, mas o contexto em que ele estava inserido. Vou explicar:

Sabe aquele prato sensacional que você descobre num determinado restaurante e que fica imaginando a hora de voltar para repetir, divulga para os amigos, mas, quando isso acontece, a experiência no mínimo é diferente e na maioria das vezes não atinge a expectativa imaginada?

Sabe aquela receita que você encontrou na "internet" e arriscou fazer em casa para promover um momento especial em família, foi digna de elogios e você não vê a hora de repetir para um casal de amigos, mas quando repete também não atinge a expectativa imaginada?

Sabe aquele pedaço de bolo de chocolate que você ficou desejando durante um bom tempo e quando conseguiu comer praticamente teve um orgasmo, mas que da última vez que você atravessou a cidade em busca desta experiência a expectativa também não foi atingida?

Talvez algo semelhante já tenha acontecido com você também, por isso quero fazer você refletir, como fiz comigo.

No meu caso, cheguei à conclusão de que aquele prato no restaurante, aquela receita especial ou aquele pedaço de bolo de chocolate estavam em contextos diferentes, que provocaram emoções e sentimentos diferentes da primeira vez, em virtude de outros sentidos envolvidos e, possivelmente, tenham sido tão especiais e memoráveis porque exploraram muito mais do que o sentido gustativo.

Por esse motivo, hoje entendo a comida como um combustível necessário para sustentar o meu corpo e gerar energia suficiente para que ele possa se movimentar. Na minha mente, o alimento foi ressignificado como energético, construtor e regulador, ou, ainda, como fonte de carboidrato, proteína, gordura, fibras, vitaminas e minerais. Também observo se o meu paladar está pedindo algo doce ou salgado, por exemplo.

Partindo desta ressignificação, passei a fazer compras no supermercado e refeições fora de casa pensando da mesma forma. Quando abro a geladeira ou busco um lugar para almoçar quando estou na rua, consigo adaptar facilmente qualquer refeição do dia.

Estilo de alimentação

Como tenho uma estrutura corporal grande e, mesmo lutando contra o efeito sanfona durante muito tempo, sempre pratiquei esportes. Iniciei minhas pesquisas em busca de um estilo de alimentação que se enquadrasse neste perfil e, ao mesmo tempo, pudesse me ajudar a atingir o objetivo almejado. Com isso, o primeiro movimento que produzi em busca do meu estilo de alimentação ideal foi pesquisar os alimentos considerados mais saudáveis e indispensáveis para o ser humano, independentemente do estilo de alimentação.

Para não ficar desperdiçando seu tempo com informações que você pode facilmente encontrar no Google, vou me concentrar em transmitir da forma mais detalhada e realística possível o objetivo principal deste livro, que é compartilhar a minha experiência pessoal.

Após a pesquisa inicial sobre os alimentos, fui pesquisar que tipo de alimentação nossos antepassados tinham antes da industrialização da humanidade e uma "dieta" me chamou atenção pelo fato de que era totalmente contrária ao que eu havia aprendido a vida toda e também englobava todos os principais alimentos que havia pesquisado. Falo da alimentação a base de gorduras naturais, proteína e pouquíssimo carboidrato. Isso me chamou muita atenção e mergulhei de cabeça no assunto. Talvez você tenha ouvido falar sobre a "dieta cetogênica" ou do mesmo termo em inglês, *ketogenic Diet*.

Dieta Cetogênica

A dieta cetogênica é uma dieta pobre em carboidratos e rica em gorduras que oferece muitos benefícios à saúde. Mais de vinte anos de estudos a respeito mostram que este tipo de dieta pode ajudá-lo a perder peso e melhorar sua saúde.

A dieta cetogênica pode até ter benefícios contra diabete, câncer, epilepsia e doença de Alzheimer.

Ela reduz o açúcar no sangue e os níveis de insulina, mudando o foco do metabolismo do corpo ao tirar os holofotes dos carboidratos e direcionar para as gorduras, promovendo, assim, as cetonas.

A boa notícia foi que o consumo de carnes e, principalmente, aquela churrascada estavam liberados. Basicamente eu teria que eliminar tudo o que fosse processado e refinado como farinha, açúcar, sal e empacotados, aumentando, consequentemente, o consumo de alimentos naturais. Como todo bom churrasqueiro, não pude deixar de me alegrar com a possibilidade de perder peso comendo de verdade e continuar frequentando as churrascarias pelo caminho.

Continuando fiel ao princípio de focar na experiência e não te encher de informações fáceis de serem encontradas, recomendo que você consuma o conteúdo do Dr. Lair Ribeiro. Na minha opinião, é a maior autoridade brasileira no assunto, por quatro motivos: ele é cardiologista, nutrólogo, defende suas convicções sobre a medicina com propriedade e o conhecimento que ele compartilha mudou a minha vida. Como tudo na vida, há controvérsias e há quem conteste as opiniões dele. No entanto, durante as minhas pesquisas, procuro absorver o que faz sentido para mim e depois coloco em prática para ter a experiência através do teste antes do pré julgamento. Por fim, tiro minhas próprias conclusões a respeito do aprendizado.

Para finalizar este tópico e passarmos para o próximo pilar do processo, também recomendo a leitura do livro "A Dieta da Mente", do autor David Perlmutter, que relaciona o mesmo estilo de alimentação com doenças mentais. Após o conhecimento adquirido neste livro, também decidi eliminar definitivamente da minha vida a ingestão de alimentos que contenham glúten.

Jejum Intermitente

Ponto de equilíbrio do processo

O jejum intermitente, também conhecido como restrição intermitente de energia, é um tipo de plano alimentar que envolve períodos de jejum, durante os quais você pode consumir apenas água, café e chá, comendo somente em determinados períodos de tempo.

Este é o pilar do equilíbrio, porque promove um verdadeiro *reset* no organismo. Conheço pessoas que começaram somente com ele e tiveram resultados expressivos. Como você pode notar, apesar de eu estar apresentando uma sequência lógica que funcionou para mim e que transformei em um método pessoal de como você pode aplicar esses pilares e conquistar resultados similares no mesmo espaço de tempo, não é uma regra. Entretanto, buscar a transformação somente do corpo sem buscar antes a transformação da mente poderá desencadear frustrações com a perda de resultados, mesmo utilizando os pilares que compõem o método. Lembre-se:

A transformação efetiva acontece de cima para baixo (alma/ corpo) e de dentro para fora (transbordo). Essas são as coordenadas mais seguras para te levar do ponto A ao ponto B por uma mão de via única, ou seja, rumo à transformação definitiva.

Um *reset* no organismo

Historicamente nosso corpo tem a capacidade de ficar longos

períodos sem se alimentar. O homem das cavernas, por exemplo, não tinha horários definidos de alimentação, pois dependia da caça. Por isso, ainda temos no nosso DNA a capacidade de sobreviver mesmo durante longos períodos sem alimentação.

Existem diversos protocolos de jejum intermitente, o mais simples e indicado para quem ainda não o pratica é começar com 12 horas de jejum e 12 horas se alimentando. No período de jejum fica liberado o consumo de água, chá e café sem adoçante ou açúcar.

É válido lembrar que, durante a janela de alimentação, a escolha dos alimentos irá potencializar ou minimizar os resultados se comparado a um mesmo período de desjejum com outra alimentação. Pensando em eliminação de peso, o jejum 16/8, que consiste em 16 horas de jejum e 8 horas de alimentação, no meu caso, foi o que trouxe mais resultado.

Além da eliminação de peso, o jejum tem sido apontado por algumas pesquisas como excelente estratégia para redução de radicais livres e substâncias inflamatórias, associadas ao envelhecimento. Contudo, vale sempre ressaltar que não estou defendendo as práticas apresentadas neste livro cientificamente, apenas compartilho uma experiência pessoal que transformou a minha vida e possivelmente ajudará de alguma forma a transformar a sua também.

Aerobiose Em Jejum

Turbinando a aceleração do metabolismo

De forma bem básica, aerobiose em jejum é a prática de exercícios físicos aeróbicos durante o jejum. Como o seu corpo já está em processo metabólico favorável à queima das suas reservas corporais, quando você acelera o seu metabolismo através da atividade física, isso faz com que seu processo de queima dessas reservas também seja acelerado.

De todas as práticas que testei no processo, essa foi à que recorri com menor intensidade, introduzindo-a no final do processo de forma gradativa, sempre monitorando a forma como meu corpo correspondia ao estímulo. A sensação durante o exercício é que seu corpo literalmente está derretendo.

Mantive essa prática durante o último mês do meu programa inicial de eliminação de peso, mas quando cheguei neste ponto já havia eliminado praticamente 80% do peso que eu havia determinado como alvo no planejamento do processo. Desta forma, se você não tem pressa e não pode ter um acompanhamento profissional, poderá obter os mesmos resultados se exercitando após o desjejum.

TUDO ACONTECE NATURALMENTE AO SEU PRÓPRIO TEMPO.

RESPEITE ESSA REGRA!

MÉTODO NA PRÁTICA

Ativando O Sexto Sentido

Autoconexão

Levante antes da sua rotina diária habitual e busque se conectar com você mesmo. Alguns truques que podem te ajudar neste processo:

- ✓ Meditar;
- ✓ Exercícios respiratórios;
- ✓ Exercícios de equilíbrio;
- ✓ Ouvir músicas motivacionais;
- ✓ Fazer sua oração;

Recomendo fortemente que você leia dois livros que me ajudaram demais neste processo. São eles: Comece pelo porquê e O milagre da manhã. O primeiro vai te ajudar a encontrar o seu propósito, o que será fundamental para seguir adiante nos momentos mais difíceis. O segundo irá te mostrar como uma rotina matinal antes do sol nascer pode transformar definitivamente a sua vida.

Mentalização

Ressignificar na sua mente, através do imaginário, momentos que normalmente te levam a desistir do objetivo, antes que eles aconteçam, é uma ótima estratégia para se preparar e agir de forma consciente, quando for submetido às pressões que sempre te fizeram desistir.

Alguns exemplos:

- ✓ Aquele churrasco entre amigos;

✓ Um jantar especial;
✓ O almoço de domingo com a família;
✓ A falta de tempo para se alimentar durante o período de trabalho;

Não estou defendendo aqui que você deve virar uma pessoa antissocial, mas, pelo menos durante o programa inicial, não caia nas tentações que sempre te levaram a desistir. As pessoas irão te questionar, te desincentivar dizendo "só hoje" ou até julgar, mas não ceda. Agora você se preparou, identificou seu ponto fraco através da imaginação e já sabe lidar com isso. Coloque em prática, assuma o controle da situação e permita-se experimentar o resultado que isso irá provocar em você. Quando você provar para si mesmo que é capaz, tudo ficará mais fácil. Inclusive, no período de manutenção do processo você notará que essas decisões ocorrerão naturalmente.

Contextualização

Para reforçar o passo anterior, ainda no seu imaginário, agora você precisa criar uma história nova para cada um desses momentos que acabou de superar e se imaginar com novos hábitos na mesma cena e nas mesmas circunstâncias. Substitua as decisões que te levavam a desistir por decisões que irão contribuir para ajudar você a atingir seu alvo. Crie hábitos que substituam os antigos nas mesmas situações e coloque-os em prática. Com o tempo, as pessoas irão se acostumar e isso se tornará natural para elas também.

Como experiência pessoal, posso citar que os hábitos alimentares na minha casa foram mudando aos poucos, ocorrendo naturalmente uma adoção dos mesmos pela minha família.

Outra experiência interessante foi ser convidado por amigos para um jantar e me deparar com a mesa farta de opções que faziam parte da minha nova proposta de alimentação.

Tudo tem seu tempo, basta manter a consistência no início e, posteriormente, isso se tornará um hábito automaticamente.

Coma Com A Sua Alma

Não importa o que você vai comer desde que esteja dentro da lista de alimentos que você pesquisou e já sabe que irão contribuir para que você alcance o seu objeto. O que realmente importa é como você irá se alimentar através dos seus sentidos. Calibre os seus sentidos, buscando referências que te levarão aonde você quer ir. Descubra a seguir o que funcionou comigo:

VISÃO

Crie seu próprio avatar

Isso mesmo! Quem você vai levar para a guerra? A pessoa derrotada em frente ao espelho, em quem você já perdeu a confiança?

Crie sua imagem vencedora! Corte o cabelo, deixe-o crescer, mude a cor, adote um novo estilo de se vestir, use um acessório, etc.

Levei isso muito a sério, porque não confiava mais em quem eu via no espelho. Inspirado no seriado dos *Vikings* e nos *Samurais* de que sempre gostei desde criança, fui buscar essas referências e radicalizei o visual. Aquilo de alguma forma ajudou a reforçar a autoimagem de um guerreiro, inadequada para quem estava acostumado com o meu "antigo eu" externalizado, mas providencial para o objetivo da jornada do meu "novo eu".

Consuma conteúdo relevante

Você já prestou atenção em quanto tempo desperdiça em frente à televisão ou nas redes sociais consumindo conteúdos que não irão contribuir em nada na sua vida?

Troque a desgraça mostrada diariamente na televisão por vídeos e conteúdos relevantes na "internet".

Siga pessoas relevantes

Siga pessoas nas redes sociais que conseguiram trilhar o mesmo caminho e obtiveram resultado ou que compartilham conhecimentos que irão contribuir para o seu processo. Alguns nomes que sigo são: Pablo Marçal, Dr. Lair Ribeiro, Dr. Barakat, Dr. Juliano Pimentel e Tiago Rocha.

Desenvolva o hábito da leitura

Leia livros que agreguem conhecimentos sobre o estilo de vida que você está buscando. Conhecer e modelar pessoas que dominam assuntos pertinentes ao que você almeja irá contribuir muito para a sua evolução.

AUDIÇÃO

Ouça frequências ativacionais

Existem vários canais no Youtube e *playlists* no Spotify que exploram essa vertente musical. Pesquise sobre "Solfeggio". Seguem os principais:

- ✓ 396 Hz – transforma a tristeza em alegria e culpa em perdão;
- ✓ 417 Hz – elimina a negatividade e remove os bloqueios do subconsciente;
- ✓ 528 Hz – estimula o amor, restaura o equilíbrio, repara o DNA;
- ✓ 639 Hz – fortalece as relações, a família e a unidade da comunidade;
- ✓ 741 Hz – limpa fisicamente o corpo de todos os tipos de toxinas;
- ✓ 852 Hz – desperta a intuição e ajuda a retornar ao equilíbrio espiritual;
- ✓ 963 Hz – reconexão do sistema com seu estado original e perfeito.

Ouça músicas motivacionais

Escolha a trilha sonora da sua vida, crie relação com o processo e se alimente o tempo todo de músicas que irão te remeter a pensamentos positivos ou te fazer imaginar pessoas com o mesmo *lifestyle* que você quer. Gosto muito de ouvir "Lounge" e "Chill Out". Dificilmente você vai conseguir imaginar algo ruim ouvindo esses estilos, pelo contrário, quando escuto já vem logo na cabeça a imagem de pessoas curtindo a vida, felizes e em lugares sensacionais. Óbvio que isso é muito particular, portanto, sugiro que você encontre a sua melhor *vibe*.

Preste mais atenção nos sons da natureza

Quando fecho os olhos ainda consigo lembrar o som da floresta amazônica quando estávamos navegando por um dos milhares de igarapés que existem por lá e pedi para o piloto da voadeira desligar o motor. A som da natureza é surreal naquele lugar!

Sei que não é todo dia que temos esse privilégio, mas se você prestar atenção e se esforçar para distinguir o som da natureza irá percebê-lo até na pracinha do bairro ou na árvore que restou na rua perto da sua casa. Isso vai te desconectar do caos da cidade e te dar um sopro restaurador nos ouvidos.

Pratique o silêncio

Procure um lugar sossegado ou coloque os fones de ouvido sem música tocando. Aqueles protetores auriculares também servem. Respire fundo e preste atenção no ar entrando e saindo do seu corpo, tente sentir a batida do seu coração pressionando as mãos no peito e se concentre nisso apenas. Assim que conseguir se conectar com seu corpo, foque essa atenção nos ouvidos. Quanto mais silêncio, melhor!

Ouça audiolivros e "podcasts"

Se a sua rotina é muita corrida ou você não consegue desenvolver o hábito da leitura por falta de tempo, ouvir livros pode ser uma boa saída. Isso me ajuda muito, principalmente quando não dá para fugir daquele trânsito infernal e ficamos presos por horas dentro do carro. Já cheguei a consumir livros inteiros desta forma, apenas no retorno para casa durante a "hora do rush".

Os *podcasts* estão cada vez mais sendo utilizados por especialistas e os aplicativos de "streaming" de áudio são cada vez mais procurados. Mais uma boa pedida em momentos em que queremos consumir conteúdo, mas as mãos estão ocupadas no volante.

OLFATO

Defina o seu cheiro

Refiro-me a escolher um perfume específico, de preferência que te agrade, mas nunca tenha usado. Vincule esse cheiro ao seu processo de reprogramação mental e corporal. A ideia é que essa referência olfativa te lembre o tempo todo do seu objetivo.

Outra dica é você usar o mesmo perfume em todos os lugares que você fica na maior parte do dia. Use dentro da bolsa, dentro do armário, no carro, na gaveta da mesa do escritório. Enfim, crie uma memória olfativa vinculada com o seu processo para que ela possa te estimular o tempo todo.

TATO
"Networking"

Conecte-se com pessoas que irão te lançar no seu alvo e evite as pessoas que te puxam pela perna. Frequente lugares que tenham pessoas que irão te lembrar onde você quer chegar. Busque se relacionar com pessoas que estão comprometidas com o mesmo resultado que você deseja.

Mude de lugar

Se possível, mude de casa, bairro, cidade, estado e até de país. Novos ares, novas pessoas, novos desafios e novas histórias irão te mostrar que mudar o que te bloqueia é muito mais fácil do que você imagina.

Mude as "coisas" de lugar

Não pode mudar geograficamente? Não tem problema! Crie seu próprio espaço dentro de casa, mude a cor da parede, os móveis, crie referências que te lembrem da sua transformação o tempo todo. Compre objetos com que você possa manter contato quando estiver em casa, que tragam a lembrança de onde você está e de onde quer chegar durante sua jornada de reconstrução. Pendurar quadros com mensagens que irão te lembrar do seu objetivo é muito útil também.

PALADAR

Crie vínculos com o seu objetivo

Procure gostar de alimentos que estejam dentro do estilo de alimentação que você adotou. Faça da regra a exceção e não da exceção a regra. Se não faz sentido para seu novo estilo de vida, então não faz sentido comer. Enxergue o alimento como combustível que irá gerar energia para o seu corpo se movimentar na direção do seu alvo.

Valorize a experiência e não o prato

Faça dos momentos de exceção verdadeiros eventos e valorize o ambiente, a companhia, identifique todos os sentimentos envolvidos e relacione a memória com a experiência e não com o prato que está comendo.

Jejum Intermitente

Restringir o tempo disponível que você pode comer durante o dia ajuda muito a reeducar sua alimentação, principalmente se a sua rotina for bem atribulada.

A prática do jejum te deixará mais vulnerável, mostrando ao seu corpo que ele precisará se readequar à falta de combustível e buscar suas reservas armazenadas. Além disso, te deixará mais vulnerável e suscetível espiritualmente, pois terá que refletir sobre este processo que está ocorrendo no seu corpo e buscar controle mental sobre esta situação. Não é por acaso que todas as religiões que conheço pregam o jejum.

Como tudo na vida, basta ser consistente e passar pelo processo de adaptação. Posso te assegurar que o jejum será sua principal arma durante o programa inicial, após passar para o programa de manutenção e, quiça, para o resto da sua vida.

O ser humano tende a desenvolver novas habilidades durante períodos de escassez por puro instinto de sobrevivência e o jejum resgatou em mim essa essência. Talvez você mesmo já tenha estado em uma situação dizendo:

– A pessoa não dá valor porque teve fácil!

As pessoas tendem a não valorizar aquilo que não as desafia conseguir e o jejum te fará refletir bastante sobre isso, principalmente se você programá-lo de forma que o seu momento de autoconexão ocorra durante o período em que está jejuando.

Aerobiose Em Jejum

A prática de atividade física talvez seja uma das poucas coisas defendidas com unanimidade pela ciência da saúde do corpo humano. Assim como tudo que existe no estado materializado e se movimenta, a falta de uso irá comprometer o sistema quando for solicitado depois de um certo tempo. Isso irá acontecer mais cedo ou mais tarde dependendo das particularidades de cada estrutura, sendo ela viva ou não. Por outro lado, movimento também gera gasto de energia, e consequentemente necessidade de reposição para continuar repetindo os ciclos responsáveis por essa movimentação. A diferença é que durante a escassez, como já comentei anteriormente, isso estimulará o aprendizado.

No caso específico que estou relatando, esse aprendizado é de como administrar recursos próprios da melhor forma possível, seja buscando suas próprias reservas ou administrando o uso delas, para conhecer os próprios limites que devem ser superados em busca do alvo.

TENHA CERTEZA DE QUE CONSOLIDOU A ETAPA ANTERIOR ANTES DE AVANÇAR NO PROCESSO.

SUBA UM DEGRAU DE CADA VEZ!

Programa Inicial

ATIVIDADES POR PERÍODO	REPROGRAMAÇÃO MENTAL				REEDUCAÇÃO ALIMENTAR				JEJUM INTERMITENTE				AEROBIÓSE EM JEJUM			
SEMANA 1																
SEMANA 2																
SEMANA 3																
SEMANA 4																
SEMANA 5																
SEMANA 6																
SEMANA 7																
SEMANA 8																
SEMANA 9																
SEMANA 10																
SEMANA 11																
SEMANA 12																
SEMANA 13																
SEMANA 14																
SEMANA 15																
SEMANA 16																

LEGENDA	CONSCIENTIZAÇÃO	ADAPTAÇÃO	AJUSTE	CONSOLIDAÇÃO

Programa De Manutenção

ATIVIDADES X FREQUÊNCIA	MÊS 1	MÊS 2	MÊS 3	MÊS 4	MÊS 5	MÊS 6	MÊS 7	MÊS 8
REPROGRAMAÇÃO MENTAL	DIARIAMENTE							
REEDUCAÇÃO ALIMENTAR	CINCO VEZES POR SEMANA - SEGUNDA / SEXTA							
JEJUM INTERMITENTE	TRÊS VEZES POR SEMANA - SEGUNDA / QUARTA / SEXTA							
AEROBIÓSE EM JEJUM	SEMPRE QUE SAIR DA PROPOSTA DE ALIMENTAÇÃO							

Entendendo Melhor Os Programas

O que funcionou para mim foi implantar os pilares do programa isoladamente. No caso, eu só iniciava o próximo pilar quando o anterior já estava consolidado. Com isso, acabei dividindo o programa inicial da mesma forma que o executei para ficar o mais fiel possível ao que fiz na prática.

Programa de Inicial

CONSCIENTIZAÇÃO

Talvez você possa imaginar que não faz sentido ficar uma semana se conscientizando do que vai colocar em prática. Não tem problema, porque eu também pensava assim e descobri que era um dos erros que eu cometia quando perdia os resultados que conquistava rapidamente. O fato de não nos conscientizarmos a respeito daquilo que nos propomos a fazer aumenta muito a falta de comprometimento com o resultado obtido, ou, ainda, estimula a desistência antes de alcançar o objetivo. Tomar uma decisão sem comprometimento é fácil, mas ter plena consciência do que você terá que fazer para alcançar seu alvo faz com que você se certifique sobre o quanto está realmente preparado para agir e se movimentar na direção dele, enfrentando e superando todos os obstáculos pelo caminho. Recomendo que você se faça as seguintes perguntas:

- Eu realmente acredito que vou colocar isso em prática de verdade? Custe o que custar?

- Eu realmente estou preparado para abandonar tudo aquilo que não irá contribuir para a minha jornada em busca de transformação?

ADAPTAÇÃO

Chegou a hora de testar!

Recomendo que você teste todas as possibilidades de adaptação dentro da sua rotina para entender qual será mais conveniente e mais fácil de implantar: horários, comidas, períodos mais favoráveis para o jejum e a aerobiose.

É de extrema importância você experimentar e se sentir o

mais confortável possível para não acabar arrumando desculpas por conta de falta de planejamento e abandonar o progresso que conquistou até então.

AJUSTE

Quando você estiver iniciando a terceira semana de cada pilar, vale a pena refletir sobre tudo o que passou nas duas semanas anteriores e chegar à conclusão de qual é a melhor rotina possível para colocar em prática. Siga procurando evitar grandes alterações, para que, a partir desse ponto, você consiga consolidar o pilar anterior como hábito.

CONSOLIDAÇÃO

Se você está iniciando a quarta semana de implantação do pilar e não conseguiu desenvolver consistência ainda, recomendo que prolongue as fases de adaptação e ajuste até que você consiga ter uma rotina confiável. Digo isso porque se você passar para o próximo pilar sem dominar o pilar que está implantando, correrá o risco de acumular insucesso e acabar desistindo do processo.

O período de quatro meses que determinei no programa foi aquele com que consegui sucesso dentro da minha realidade, mas cada um tem seu próprio tempo, então não use esse período de quatro meses como verdade absoluta. Não importa se você vai demorar o dobro ou alcançar seu objetivo na metade do tempo que funcionou para mim, mas sim que você consiga chegar lá!

Programa de manutenção

O programa de manutenção também não precisa ter uma fidelidade quanto ao número de meses que deve durar. O melhor termômetro para você identificar quando deve parar com a manutenção é quando percebe que não irá parar nunca mais. Falo com certeza, porque notei que o período de manutenção realmente termina quando você já está confortavelmente no controle, ou seja, quando já virou hábito e você tem plena consciência que não tem mais volta. O tão sonhado momento da independência pessoal da escravidão do corpo chegou e agora você tem as armas guardadas para usar sempre que precisar. Como assim?

Saiu da linha no final de semana, recorra ao jejum intermitente para recalibrar o corpo.

Enfiou o "pé na jaca", adicione aerobiose em jejum.

MESMO QUE CONCEDA EXCEÇÕES, SEJA FIEL A SUA ROTINA!

MINHA ROTINA

Auto Conexão

Comecei a acordar às cinco horas da manhã para buscar a tal da autoconexão. Durante a primeira semana só conseguia me conectar com "zilhões" de coisas que passavam pela minha cabeça e com aquilo que teria que fazer durante o dia.

Com exercícios de respiração e usando um fone de ouvidos para escutar uma "playlist zen", fui me adaptando aos poucos. É normal acontecer até mesmo quando tiramos férias, você pode notar que quando a nossa rotina é frenética, demoramos uns três dias para desconectar e começar a curtir de verdade o tempo de descanso. Comigo já chegou a acontecer de estar de sunga na praia e sentir o celular vibrar no bolso. Que bolso? Sem comentários!

Com o passar dos dias, a rotina foi se estabelecendo aos poucos e na quarta semana, por motivo de uma viagem a trabalho, acabei quebrando o ciclo. Não é que meu dia foi muito mais conturbado? Foram os primeiros sinais de consolidação da prática!

A título de curiosidade, hoje levanto entre três e quatro da manhã e vou dormir entre nove e dez da noite. No meu caso, dormir de cinco a seis horas por dia é o suficiente. Quando me sinto cansado durante o dia, vale aquele cochilo após o almoço para recuperar a disposição no período da tarde.

Reeducação Alimentar

Como usei o período de adaptação do pilar para mentalizar e criar de forma antecipada o que viria pela frente, não percebi maiores dificuldades e segui o programa conforme descrito anteriormente.

Para facilitar a minha vida, defini alguns alimentos como base do processo e procurei deixá-los sempre na geladeira ou na despensa. Foram eles:

✓ Ovos;
✓ Queijos;
✓ Bacon;
✓ Couve-flor;
✓ Brócolis;
✓ Abacate;
✓ Coco;
✓ Morango;
✓ Creme de leite;
✓ Carnes;
✓ Gelatina zero;
✓ Pasta de amendoim;
✓ Oleaginosas (castanhas, nozes, etc);
✓ Saladas, em geral.

Para cozinhar e temperar, o "kit" básico é:
✓ Banha de porco natural;
✓ Óleo de coco (sem sabor);
✓ Manteiga;
✓ Sal rosa;
✓ Azeite (somente frio);
✓ Vinagre de maçã;
✓ Açafrão-da-terra e temperos verdes, em geral.

Nos períodos de jejum:
✓ Café sem açúcar (gosto de turbinar com canela e gengibre);
✓ Chá-verde ou Hibisco para não reter líquidos;
✓ Água, água, água...
✓ Chás, em geral.

Jejum Intermitente

Como virei especialista em dietas restritivas ao longo de vinte anos lutando contra a balança, acabei tendo alguma facilidade para me adaptar. Iniciei com doze horas na primeira semana e depois já saltei para dezesseis horas a partir da segunda semana de implantação desse pilar.

Como eu sempre usei, e continuo usando, o período noturno para ajudar nesta prática, foi mais fácil para administrar, levando em consideração que em boa parte do período em jejum estamos dormindo. Quando acordado, a melhor saída para administrar o perrengue da fome é se ocupar com alguma coisa que distraia a atenção. O trabalho ajuda bastante, quando percebemos o período da manhã já está terminando e o desjejum está prestes a acontecer.

Aerobiose Em Jejum

Este foi o pilar que implantei com mais cautela, não queria correr o risco de virar "meme" na academia. Dei preferência pelo aparelho elíptico pelo fato de exigir menos esforço nas articulações e por nos obrigar a apoiar pernas e braços. Em caso de alguma tontura eu estaria mais seguro.

Comecei com dez minutos e logo na primeira semana já estava fazendo entre trinta e quarenta minutos diariamente. Mantive esse ritmo na segunda semana e, quando chegou a terceira, já completava uma hora nos dias em que me sentia mais disposto.

A trilha sonora neste caso não teve como ser "solfeggio", então escolhi o "rock´n roll" como ritmo motivacional para os meus treinos. Se você não curte, escolha o seu preferido! O importante aqui é buscar um som com batidas que irão te impulsionar, quando você começar a "arregar" em cima do aparelho.

Curiosidade

Escrevo este livro durante a pandemia do Covid-19, e com o fechamento das academias, somado ao confinamento, alguns amigos enfiaram o "pé na jaca" e ganharam bons quilos. Continuei no mesmo ritmo, mantendo uma dieta *low carb* e intercalando o jejum sem muito planejamento. O resultado foi a manutenção do peso sem nenhum esforço extra. A prática da autoconexão pela manhã ajudou muito no controle do meu estado psicológico, enquanto o colapso se instalava mundo afora.

56

ASSUMA O
CONTROLE DA SUA
VIDA OU ELA IRÁ
CONTROLAR VOCÊ.

REFLEXÃO SOBRE A ORIGEM

Sabedoria Herdada Das Cavernas

Fazendo alusão às práticas anteriores, vale lembrar a rotina dos nossos antepassados que viviam sem os recursos que temos hoje. Estou falando da época em que o homem era obrigado a caçar para garantir a própria sobrevivência.

Sem o aplicativo do "Ifood" em mãos, ele era obrigado a planejar o seu dia antes mesmo de sair da caverna e traçar uma estratégia (autoconexão) de como viver mais um dia com as reservas do próprio corpo (basicamente gorduras naturais armazenadas da última refeição) e de onde conseguir o próximo alimento. Para isso, era obrigado a se movimentar constantemente mesmo sem poder comer de três em três horas (jejum intermitente), porque se ficasse esperando dentro da caverna não apareceria nenhum motoqueiro buzinando ou gritando para avisar que a comida chegou. Quando a próxima refeição tardava a aparecer, acabava superando os próprios limites (aerobiose em jejum) para chegar do outro lado da montanha, onde tinha certeza de que o objetivo da sobrevivência seria atingido.

Adaptando A História Para Os Dias Atuais

Se você viver alienado e deixar a vida te levar, acabará vivendo em vão sem sequer ter lutado pela própria sobrevivência. Descubra quem você é, porque está aqui e o que pode fazer para contribuir com o mundo em que vive. Comece a transformação pela sua alma, depois transforme o seu corpo, a sua vida, a da sua família e, por fim, multiplique isso na vida de quantas pessoas puder alcançar, porque somente o aprendizado compartilhado levará à evolução da nossa espécie.

SE CRITICAREM VOCÊ? DESPREZE!

O QUE TE IMPEDE?

O Meu Problema É A Bebida

Poderia escrever um capítulo a parte, dedicado à bebida, mas, como procurei fazer durante todo o conteúdo do livro, vou me concentrar nas próprias experiências, pois já é sabido que o refrigerante é o pior alimento do mundo e responsável por matar muita gente.

Durante as duas décadas em que tentei estabilizar o meu peso e manter meu corpo saudável, o grande vilão da minha trajetória não foi o refrigerante, mas sim a cerveja. Aquela "gelada" nos finais de semana refrescava a minha alma. Digo isso porque descobri durante o meu processo de ressignificação que estar com a latinha na mão e sob o efeito do álcool que caía lentamente na corrente sanguínea, devido ao baixo teor alcoólico depositado em cada uma, estava vinculado ao ritmo de vida que eu levava e não ao desejo absoluto de beber um líquido amarelo a base de milho, com sabor amargo e impossível de consumir com vontade, se não estiver estupidamente gelado.

O exemplo clássico do que estou falando é a aproximação do final de semana.

"Sextou!"

"Já são cinco horas em algum lugar do mundo!"

"Bora! Tomá uma!"

São essas, dentre tantas outras, as frases motivadoras que bombam no "WhatsApp" logo cedo na sexta-feira. Não quero fazer aqui apologia à abstinência do álcool ou pregar que você deve parar de beber. Quero chamar sua atenção para o fato de que beber, principalmente cerveja a base de milho, irá manter você judiando da balança, principalmente se for combinado com a comilança desenfreada para "forrar" o estômago, dilatado vigorosamente, a cada processo de fermentação.

Se você for um amante incondicional da cerveja, assim como eu pensava que era, recomendo que dê preferência às cervejas artesanais, considerando sempre que o alimento a base de lúpulo e cevada é puro carboidrato. Sendo assim, consuma moderadamente por causa do carboidrato e não do álcool. Como as "artesanais" normalmente são mais pesadas, você tenderá a consumir menos. Agora, se o seu intuito é "chapar o coco" então prefira destilados com alto teor alcoólico para te levar mais rápido ao "estado de embriaguez" desejado. Isso vai "arregaçar o figo" de qualquer jeito, mas pelo menos poupará um pouco o intenso trabalho de filtragem do seu rim ao consumir caixas de cerveja barata.

No meu caso, o hábito de manter a mão ocupada durante o final de semana entre amigos foi um dos mais sinistros de ressignificar. Afinal, mais de duas décadas de práticas constantes consolidam qualquer hábito.

Tentei cortar de uma vez, mas percebi que isso causaria uma sabatina entre amigos e, possivelmente, eu voltaria à estaca zero mais uma vez. Durante um jantar, em um desses momentos de indagação acerca do não consumo de álcool, resolvi fazer a social acompanhando um amigo e bebi pela primeira vez o "Gin Tônica". Apesar de estar entrando na moda na época, eu não lembrava dessa bebida e resolvi experimentar. Já que era para beber, que pelo menos fosse uma experiência diferente do "bigode de espuma". Não é que foi interessante? Porque acabei descobrindo que estava bebendo, basicamente, limão com gelo e tônica zero. Depois descobri que a "tal moda" transformaria essa receita em uma espécie de "chá de especiarias" com "Gin".

Por ser uma bebida refrescante, isenta de carboidrato, de baixo teor calórico e alta concentração alcoólica, o "Gin Tônica" caiu como uma luva nos meus planos de eliminar o número "269" da minha cabeça e o efeito bombástico que ele representava no meu corpo. Com isso, ficou bem mais fácil manter a social com a galera, mesmo que fosse necessário levar um "cooler" com o "kit Gin" nas festas e reuniões entre amigos. Ah! Outro macete que usei foi reduzir a dose pela metade a cada "drink" para administrar o efeito "bem loco" que também fui eliminando da minha vida durante o processo de mudança de mentalidade.

Para não acabar virando o capítulo a parte que prometi não escrever, durante muito tempo obriguei meu corpo a processar os abusos dos finais de semana, sem trégua, fazendo do início de cada semana uma saga de recuperação, física e mental, que foi sugando minha disposição de buscar meus objetivos e sucumbindo a minha energia.

Hoje, bebo um vinho com a minha esposa, um uísque com o amigo, e ainda socializo com a galera bebendo um "Gin Tônica" ou "Aperol Spritz" de vez em quando. O que importa de verdade é que estou no controle! Agora, o que realmente fica registrado desses momentos são as experiências que irão alimentar a alma.

Ingerir Gordura Não É Bom E Infarta

Testei no meu próprio corpo e posso te falar que os meus exames médicos estão muito melhores hoje do que dois anos atrás. O hábito de controlar a minha alimentação dispensa o estado de cetose (estado proposto pela dieta cetogênica) o tempo todo. Porém, não só em virtude do corpo, mas também da mente, acabei eliminando definitivamente da minha vida refinados e tudo o que contém glúten. Em relação aos carboidratos, não tenho restrição, mas procuro consumir carboidratos dos vegetais. Consumo sempre com moderação, porque o processo de digestão é mais lento, se comparado com proteínas e gorduras animais.

Sem Carboidrato Passo Mal

Qualquer coisa que você se proponha a fazer deve respeitar um tempo de adaptação. Quando eu fazia as mais mirabolantes dietas e ingeria drogas manipuladas para emagrecimento, sentia muito mais efeitos colaterais do que senti quando adotei a alimentação cetogênica. O que normalmente acontece é que as pessoas desistem antes mesmo de querer entender como o corpo reage e usam isso como desculpa para a falta de comprometimento com o propósito almejado.

Não Consigo Ficar Sem Comer

Normalmente, o estômago dá sinais de insatisfação após poucas horas sem comida. Imagine, então, ficar até um mês sem comer. De acordo com especialistas, esse é o período que o corpo humano pode aguentar sem a ingestão de alimentos, embora não haja um número definitivo. Vai me desculpar, mas isso é "mi mi mi" da sua parte!

É Difícil Comer Na Rua

No início também estranhei um pouco, só o fato de não poder recorrer aos *fastfoods* já limita praticamente todas as possibilidades que você vai encontrar na rua. Sempre que posso, paro em uma churrascaria, principalmente se for a refeição do desjejum. Ah! Aquele instinto de homem das cavernas aflora de forma plena e me preocupo apenas em manter os bons modos e educacão à mesa, mas não deixo um "garçon" passar despercebido por ela. Quando isso não é possível, um restaurante a quilo com *grill* resolve tranquilamente o problema. Os restaurantes que servem comida à la carte dificultam um pouco, porque você acaba pagando pelo prato e vai acabar dispensando a maior parte da comida se não houver muitas opções no cardápio. Recomendo sempre ter no carro uma fruta ou oleaginosa que faz parte da lista de alimentos permitidos para "quebrar o galho" de vez em quando.

Fazer Exercício Pela Manhã É Complicado

É só começar acordar mais cedo. Se ficar esperando a alienação ou seu ritmo frenético te dar esse tempo, vai morrer esperando. Este é o melhor horário do dia, porque você acabou de carregar as energias durante a noite inteira enquanto dormia. Agora, se o seu problema for preguiça mesmo, levanta esse traseiro do sofá, dá uma bica nessa inércia, ataca o celular no meio da sua televisão e sai na rua caçando alguma coisa pra fazer. Se não achar nada pra fazer não tem problema, pelo menos você se movimentou e já está gastando alguma energia. Agora é só repetir isso diariamente, porque de forma natural vai virar um hábito. Afinal, sem celular e sem televisão, vai sobrar o quê pra fazer? Brincadeiras e exageros a parte, se você não arrumar um tempo não conseguirá se libertar do que está te aprisionando.

Se Fizer Exercício Sem Comer Eu Desmaio

Como já falei anteriormente, tudo exige adaptação, por isso no programa inicial recomendo que você faça uma adaptação de doze semanas antes de iniciar a aerobiose em jejum. Tudo tem seu tempo e o tempo de cada um é diferente do outro. Portanto, não tenha pressa, possivelmente você já está tentando há muitos anos. Então, pra quê a pressa? Colocar o carro na frente dos bois só vai servir de desculpas para não seguir a viagem.

Durmo Muito Tarde E Não Consigo Acordar Cedo

Alguma coisa você vai ter que sacrificar no início. Você tem duas escolhas simples: sacrifique o seu sono ou a sua rotina. Uma dica valiosa é tirar uma soneca no meio do dia para renovar a energia e espantar o sono. Meia hora depois do desjejum poderá promover verdadeiros milagres da produtividade na parte da tarde. Outra dica valiosa é entrar pelo menos uns trinta segundos debaixo da água fria, nem que seja pelo menos a cabeça, para espantar de vez o sono. Essa dica deve ser aplicada pela manhã sempre que tiver coragem (confesso que às vezes falta), porque isso irá gerar uma sensação de que você colocou o dedo na tomada e cada terminação nervosa ou muscular do seu corpo está recebendo estímulos elétricos. "Gemer alto" é válido até para os machões de plantão. Ah! Ia esquecendo de dizer que, para quem reclama que não tem tempo, ficar trinta segundos debaixo de uma ducha gelada poderá te convencer de que apenas alguns segundos poderão parecer uma eternidade, principalmente durante o inverno.

Não Consigo Me Concentrar E Meditar

Você já fez isso alguma vez na vida? Começar assistindo alguns vídeos sobre o assunto no Youtube, encontrar um lugar tranquilo onde estiver e usar uma música apropriada poderá te ajudar muito no início. Assim como já mencionei sobre o jejum, respeite o tempo de adaptação e vá acrescentando a prática aos poucos na sua rotina, só não cometa o erro de pular sequer um dia no início, isso poderá te levar à estaca zero novamente. Fazer exercícios de respiração e se concentrar nas batidas do coração também são recursos bastante eficazes para ajudar a promover a autoconexão.

Não Tenho Tempo Para Mim

A falta de tempo para você mesmo é o principal motivo que te levou para o buraco. Desta forma, para sair dele, você primeiro precisa entender onde está, depois o que te levou até onde está e, por fim, pagar o seu próprio resgate arrumando tempo para se reencontrar diariamente. Deixar a vida te levar, continuar alienado, absorvendo tudo aquilo que só tem a função de te enterrar cada vez mais fundo e viver escravo do ritmo alucinante da sua rotina, faz com que você anule a sua existência. Sabe aquele pesadelo em que você está enterrado vivo? Sinto informar, mas não é um pesadelo.

Por Que Você Julga Que Sabe O Que Está Falando?

Porque tudo o que escrevi neste livro aconteceu comigo, muitas vezes me dirigi a você como se estivesse falando com o espelho e relembrando todo o meu processo. Esse mesmo processo que estou compartilhando com você com a intenção de que essa minha experiência poupe preciosos anos da sua vida e torcendo para que não seja tarde demais.

Porque falo isso?

Se eu tivesse esse conhecimento alguns anos atrás, teria ajudado a minha esposa a não chegar ao extremo para conseguir eliminar peso.

Tenho que confessar, viver ao lado da pessoa que você ama, acompanhar a tortura psicológica promovida por dietas e drogas de emagrecimento na vida dela, também estando passando pelo mesmo ao mesmo tempo; depois, assistir de camarote o seu sofrimento, por anos e anos, com procedimentos bariátricos que mudaram definitivamente a forma com que ela vive, trazendo mais resultados negativos do que positivos; saber, ainda, que não posso fazer mais nada a respeito, para uma das pessoas mais importantes da minha vida, que escolhi para envelhecer junto comigo, com quem construí uma família e divido minhas dores e alegrias, nos últimos vinte e cinco anos, me faz refletir profundamente, diante da sensação de impotência que tudo isso causa, a cada momento em que a vejo passando mal, tendo que lidar com os efeitos colaterais da decisão que tomou, abrindo mão da saúde em troca da aceitação diante do espelho.

Se eu conseguir ajudar você a transformar a sua vida através deste livro, irei de alguma forma aliviar a sensação de impotência, lembrada diariamente pelas cicatrizes deixadas como lembrança essa batalha.

SE ELOGIAREM VOCÊ? REFORCE A SUA CRENÇA!

O QUE ME CONVENCEU?

Tragédia Anunciada

Por mais que saibamos, relutamos em aceitar e vivemos empurrando algumas decisões que devemos tomar durante a nossa vida. De fato, quando algo acontece com alguém próximo faz a gente parar para pensar com mais responsabilidade sobre as nossas decisões.

Mais um final de ano se aproximava, já era dezembro e, como de costume, visitando uma obra encontrei uma pessoa conhecida do círculo de negócios em que atuo. Pouco mais de um mês antes, havíamos participado de uma reunião com uma terceira pessoa que ela me apresentou na época. Naturalmente, durante a conversa, comentamos sobre aquela reunião, muito produtiva e esclarecedora "por sinal", pois a pessoa que me fora apresentada era um profissional extremamente competente na sua especialidade e partilhávamos de muitas convicções em comum acerca do nosso nicho de mercado. Foi quando perguntei como as coisas estavam e fui pego de surpresa com uma notícia que me tirou chão.

– Você não ficou sabendo?

– Do quê?

– A empresa que você visitou no mês passado praticamente parou as atividades!

– Sério? O que aconteceu?

– A pessoa que te apresentei na ocasião estava na casa de praia durante o feriado com a família, teve um infarto fulminante e não deu nem tempo de socorrer!

Aquela notícia mexeu comigo. A pessoa em questão tinha o mesmo perfil que o meu. Empresário dedicado aos negócios, pai dedicado à família, cuidava de tudo e de todos, mas não tinha tempo para si mesmo. Entre outras semelhanças, destaco o sedentarismo, excesso de peso, idade, nível de estresse e estilo de vida, entre outros. Quando cheguei ao carro, olhei para o espelho retrovisor, que me revelou naquele momento que eu era praticamente uma "bomba relógio" prestes a explodir e que, se eu não dominasse o meu corpo, ele acabaria me matando. Obviamente não mudei a minha vida no dia seguinte, mas foi um dos momentos marcantes que ajudaram a acionar o gatilho da necessidade de transformação na minha mente.

Uma História Com Dois Finais

Imagine-se com 60 anos, totalmente dependente de remédios, precisando de ajuda para se locomover, visitando hospitais frequentemente e sendo torturado diariamente com o pensamento "Se tivesse agido quando pude... teria sido diferente". Nem vou continuar, porque já está difícil imaginar um final feliz para essa história.

Agora imagine-se com 80 anos, saudável, lúcido, orgulhoso de um legado que ajudou a construir, desfrutando da sensação de dever cumprido durante o seu aniversário, com direito a discurso emocionado e muito amor envolvido.

O único responsável por escrever esta história é você e a escolha do final não pode ser precisa, isso está além do nosso domínio e compreensão, mas pode ser influenciada pela sua trajetória de vida e perpetuada pelo legado que você ajudou construir.

Parábola Do Poço

Sempre temos a opção da escolha, Deus nos deu o livre arbítrio para sermos livres, mas muitas vezes desprezamos isso acorrentando o próprio pé no fundo do poço, para sobreviver somente com a cabeça fora d'água. Mesmo sabendo que durante a vida inteira enxergamos a saída e todos os dias alguém passa e joga a corda da salvação, não temos coragem de mergulhar uma única vez de cabeça, para tentar soltar a corrente e acabar descobrindo que ela nunca esteve presa, bastava apenas segurar a corda.

Resiliência Do Bambu

O bambu quando plantado, demora anos para germinar, mas depois que isso acontece, não para mais de crescer. Isso ocorre porque a raiz foi desenvolvida consistentemente, para poder suportar tempestades, vendavais, insolações e, mesmo assim, prevalecer a sua resiliência. Sabe aquele ditado "enverga, mas não quebra"?

COMEMORE OS SEUS RESULTADOS.

ESTABELEÇA RECOMPENSAS PARA A ALMA.

TRANSBORDO

A Primeira Vida Impactada Pela
Minha Experiência

Em agosto do ano passado, quando meu sócio esteve no Brasil, ele e eu viajamos a negócios para o sul do país e acabamos ficando hospedados na cidade onde é sediada a empresa de um dos nossos clientes.

Quando nos encontramos no café da manhã, comentei que não tinha dormido direito porque no quarto ao lado parecia que tinha um gerador ligado. Ele me diz:

– Era o meu quarto!

Rimos... depois ele me contou que estava prestes a fazer a segunda cirurgia para tentar amenizar o ronco, mas o médico já havia alertado que nada adiantaria se ele não eliminasse o excesso de peso. Na época, eu já tinha terminado o programa de manutenção do método aqui apresentado e compartilhei minha experiência com ele durante o trajeto com destino ao aeroporto que ficava na cidade vizinha.

Voltando para o exterior, logo na mesma semana, ele me disse que tinha decidido tentar colocar em prática o que eu havia compartilhado sobre o processo que me ajudou a eliminar mais de seis pacotes de arroz de cinco quilos de dentro do meu corpo. A iniciativa dele me chamou atenção e resolvi acompanhar a evolução do processo, perguntando sempre como ele estava se adaptando. Durante três meses, continuei incentivando-o a seguir em frente, mesmo que encontrasse dificuldades.

Como nossos contatos continuavam sendo por telefone ou através de áudios e textos do *WhatsApp*, fiquei surpreso ao vê-lo em uma reunião por vídeoconferência, algum tempo depois. Já fui logo comentando que ele tinha dado uma boa afinada e que parecia outra pessoa. Para minha grata surpresa, ele me diz:

– Consegui eliminar vinte quilos! Consegui colocar em prática apenas a dieta cetogênica e o jejum intermitente, mas só com isso já tive esse resultado.

A evolução dele me impactou de tal forma que, naquele momento, tive a certeza de que eu poderia ajudar muita gente com a minha experiência de vida.

IMAGINE DIARIAMENTE O RESULTADO JÁ CONQUISTADO.

TE VEJO LÁ!

DICAS PRECIOSAS

O Que Fazer Se Você Escapar Da Rotina?

Mantenha a locomotiva no trilho, faz parte ceder em alguns momentos, o que não recomendo é fazer da exceção a regra. Submeta-se à mesma dificuldade novamente, mas na próxima vez vá melhor preparado, porque o inimigo é conhecido e você já venceu essa batalha no seu imaginário. Lembra da autoconexão?

Você vai entender o que estou falando quando conseguir superar o obstáculo, pois isso agregará *status* emocional positivo, para te levar para a próxima fase.

O Que Nunca Fazer Se Você Escapar Da Rotina?

Jamais desista, faz parte do aprendizado, reflita sobre o que te levou a ceder desta vez, reconstrua essa cena durante as suas mentalizações diárias, vença no imaginário e depois vença na vida real.

Manter a consistência e, quando falhar, a persistência, te ajudará a vencer o jogo no final.

O que você se tornou é resultado do que fez até aqui, mas o que você fará a partir de agora irá construir quem você será amanhã.

O Que Fazer Depois De Alcançar Seu Resultado

É como pilotar no modo automático: quando precisar, entre em ação, assuma o controle, corrija a rota e continue desfrutando de um voo em "céu de brigadeiro". Não importa se você está no seu nível máximo de altitude, mas sim que você já ultrapassou as nuvens e não está mais sujeito a sofrer por causa das tempestades. Pode haver turbulência durante a sua viagem, mas o que realmente faz a diferença é que agora,você está no controle.

Ações Não Convencionais Que Dão Resultado

Quando tiver dificuldade em seguir com o plano de voo, procure se desafiar aprendendo algo que jamais imaginou conseguir.

Aprender a cantar e tocar piano foram duas artes que me ajudaram a entender que não importa o que você se proponha a fazer, desde que se dedique, terá resultado.

Falando em resultado, ele sempre será proporcional à sua dedicação, ou seja, ter domínio em qualquer coisa, em menos tempo, exigirá mais dedicação. Simples assim!

Três Ações Convencionais Que Não Dão Resultado

1. Deixar seu corpo comandar a sua mente;
2. Deixar a vida te levar e viver como passageiro dela;
3. Viver pelos outros e esquecer de si mesmo.

COLOQUE EM PRÁTICA TUDO O QUE APRENDEU.

GARANTO QUE É IMPOSSÍVEL NÃO TER RESULTADO!

PALAVRA FINAL

A pós passar vinte anos brigando contra a balança, eliminei trinta e dois quilos em quatro meses, mantive o resultado e mudei definitivamente a minha vida.

Acabei de compartilhar tudo o que aprendi durante a minha jornada e realmente espero que a minha experiência possa impactar de forma positiva a sua vida.

Agora chegou a hora de você conquistar o seus próprios resultados.

Tenha uma excelente jornada e conte comigo.

Tamo junto!!!

Te vejo lá!!!!!!!!!!!!!!!!!!!!!

CONECTE-SE!

@adrianovolky

* 9 7 8 6 5 0 0 0 9 9 7 2 0 *